BEI GRIN MACHT SICH IHR WISSEN BEZAHLT

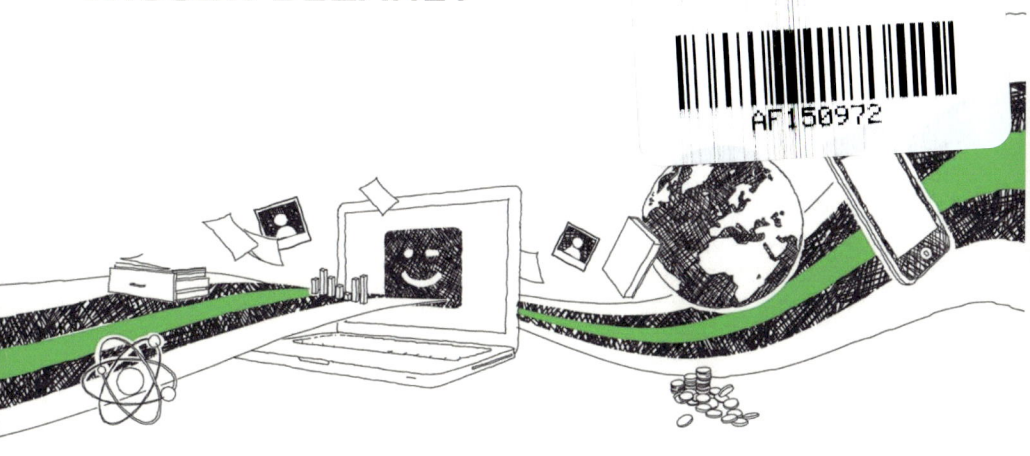

- Wir veröffentlichen Ihre Hausarbeit, Bachelor- und Masterarbeit

- Ihr eigenes eBook und Buch - weltweit in allen wichtigen Shops

- Verdienen Sie an jedem Verkauf

Jetzt bei www.GRIN.com hochladen und kostenlos publizieren

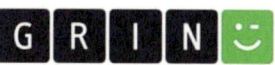

Rouven Samson

Multigrade clinical reasoning

Entwicklung von Behandlungsleitlinien

GRIN Verlag

Bibliografische Information der Deutschen Nationalbibliothek:

Die Deutsche Bibliothek verzeichnet diese Publikation in der Deutschen National-
bibliografie; detaillierte bibliografische Daten sind im Internet über http://dnb.d-
nb.de/ abrufbar.

Impressum:

Copyright © 2013 GRIN Verlag GmbH
Druck und Bindung: Books on Demand GmbH, Norderstedt Germany
ISBN: 978-3-656-60678-9

Dieses Buch bei GRIN:

http://www.grin.com/de/e-book/269528/multigrade-clinical-reasoning

DIPLOMA – HOCHSCHULE

University of Applied Science

Fachbereich Medizinalfachberufe

Hausarbeit in Multigrade Clinical Reasoning

Thema: Übungen zur Entwicklung von Behandlungsleitlinien

vorgelegt von: Rouven Samson

                     Studienzentrum Berlin

Abgabe am: 06. April 2013

Inhaltsverzeichnis

Einleitung

Im Rahmen meines Studiengangs mit dem Ziel des Abschlusses zum B.A. Medizinalfachberufe wurde mir als Hausarbeit die Aufgabe gestellt, zum Fachbereich Clinical Reasoning die Fragestellung: „Übung zur Entwicklung von Behandlungsleitlinien" im Fachbereich Clinical Reasoning zu erarbeiten.

Im Rahmen des Studiums bin ich selber zur Überzeugung gekommen, dass eine Behandlungsleitlinie erst unter Einbeziehung des Clinical Reasoning implementier fähig wird.

Eine Behandlungsleitlinie kann nur eine Behandlungsmöglichkeit darstellen. Erst durch eine gemeinsame Erarbeitung der Möglichkeiten mit dem Patienten kann eine erfolgversprechende Therapieauswahl getroffen werden.

Beispiel: Ein übergewichtiger Patient sollte sich zur Gewichtsreduktion Sportlich betätigen. Dazu bedarf es keiner Wissenschaft um dieses individuell zustimmend oder ablehnend zu bewerten. Kommt jedoch der Fakt dazu, dass der Patient im Rollstuhl sitzt und ihm ein Bein fehlt, dann wird es individuell kompliziert und dieses bedarf einer individuellen Behandlung.

Forschungsstand

In verschiedenen Publikationen wird auf die Wichtigkeit des individuellen Krankheitsskriptes verwiesen. Es wird veranschaulicht, dass es nicht nur auf eine ärztliche Diagnose eines Krankheitsbildes ankommt. Um es bildlich zu beschreiben, befindet sich der Patient in einem Gefängnis der bekannten Pathophysiologie seiner Diagnose.

Immer mehr Professionen, wie z.B. die Ergotherapie und die Physiotherapie, bedienen sich der Hilfe des Clinical Reasoning und damit mit einem individuellen Krankheitsskript.

„Die generelle Strategie ist es, den Patienten Möglichkeiten aufzuzeigen und mitentscheiden zu lassen. Der Therapeut bleibt dabei aber die Kompetenz für den Behandlungsplan und dessen Struktur".[1]

„Eine weitere Strategie besteht darin, dem Patienten individuelle Behandlungsmöglichkeiten anzubieten, als solche, die Ihn wirklich interessieren".[2]

---

[1] Feiler, Maria ‚Klinisches Reasoning in der Ergotherapie, Überlegung und Strategien im therapeutischen Handeln, Heidelberg, 1.Auflage, 2003, Springer Verlag, Seite 42
[2] Feiler, Maria ‚Klinisches Reasoning in der Ergotherapie, Überlegung und Strategien im therapeutischen Handeln, Heidelberg, 1.Auflage, 2003, Springer Verlag, Seite 42

Mit diesem Weg wird versucht, die Mauern des Gefängnisses einer starren Diagnose zu durchbrechen und die Therapie auf den Patienten ganzheitlich und individuell abzustimmen.

Die Möglichkeit der Erhaltung von Lebensqualität und Förderung der Lebensfreude, besonders bei chron. progredienten Erkrankungen, trägt entscheidend zum Krankheitsverlauf bei.

Beschreibung des Vorgehens
Sichten und analysieren von Behandlungsleitlinien im Sinne von Clinical Reasoning im Kontext zur Behandlungsstrategie und der eigenen Erfahrung im Rettungsdienst und im Intensivtransport.

Erläuterung: Zentrale Begriffe

Clinical Reasoning
„Als Clinical Reasoning (klinisch orientiertes logisches Denken) werden die Gedankenvorgänge und die Entscheidungsfindung während des therapeutischen Handelns bezeichnet. Clinical Reasoning macht eigene Denkprozesse bewusst, Vorgehensweisen werden geprüft und hinterfragt (Hypothesenüberprüfung), Wissen wird besser organisiert und vorrausschauendes Denken („forward reasoning") geschult.".[3]

Multigrade Clinical Reasoning
„Das Multigrade Clinical Reasoning (oder in Deutsch: die auf mehrere Wissenschaftsbereiche bezogene klinische Beweisführung) stellt also eine Erweiterung der bisher kennen gelernten Sichtweise dar. Es sollen nicht nur medizinische und biochemische Aspekte in die Betrachtung des Krankheitsgeschehens einbezogen, sondern beispielweise auch psychosoziale, kulturelle, ökonomische und ethische Zusammenhänge dabei berücksichtigt werden".[4]

Behandlungsleitlinien
„Leitlinien sind systematisch entwickelte Entscheidungshilfen über die angemessene ärztliche Vorgehensweise bei speziellen gesundheitlichen Problemen".[5]

---

[3] Dölken, Mechthild, Clinical Reasoning – Untersuchung und Behandeln als Prozess, Zusammenfassung, Zeitschrift: Manuelle Medizin, 2006, Springer Verlag, http://link.springer.com/article/10.1007/s00337-006-0424-6

[4] Burtchen, Irene, Prof. Dr., Clinical Reasoning II, Studienheft Nr. 048, Diploma Private Hochschulgesellschaft mbH, Bad Soden, 2.Auflage, 2010, Seite 10

[5] Ollenschläger, Günter, Prof. Dr., Leitlinien und Evidenz-basierte Medizin in Deutschland, Zeitschrift Onkologie, Springer Verlag, 1999, H. 9/99, 826-829, Seite 826

Leitlinien im Rettungsdienst und Intensivtransport
Leitlinien sind eine Behandlungsempfehlung von verschiedenen Fachgremien. Die bekanntesten Leitlinien sind z.b. die Reanimationsleitlinien. Hier werden Handlungsabläufe beschrieben, in welcher Reihenfolge bestimmte Maßnahmen durchgeführt werden sollen, um das bestmögliche Behandlungsergebnis zu erreichen. In diesem Fall sind es, den Kreislauf zu reaktivieren und Folgeschäden bestmöglich zu vermeiden. Da es keinen Standartpatienten gibt und jeder individuell unterschiedlich ist, muss ggf. nach Notwendigkeit und Dokumentation der Begründung vom Handlungsablaufplan abgewichen werden. Das Ziel, Folgeschäden abzuwenden und das Leben zu erhalten muss weiterhin im Vordergrund stehen.

Algorithmen im Rettungsdienst und Intensivtransport
In der Notfallmedizin, sind Algorithmen ein fester Bestandteil der Behandlung von Notfallpatienten. Diese werden von den Arbeitgebern als Dienstvorschrift und von den ärztlichen Bereichsleitern für das nichtärztliche Personal vorgegeben. Beim Handeln am Patienten sind diese Handlungsablaufpläne vom nichtärztlichen Personal einzuhalten. Ein Abweichen von vorhandenen Algorithmen kann zu strafrechtlichen Konsequenzen und zur Entlassung des Behandelnden führen.

Die Methode
Die 6 Schritte des Clinical Reasoning sollten der ergänzende Baustein sein, um die vorab aufgestellte Hypothese der Behandlungsleitlinie im Gesamtbild eines Patienten zu betrachten. Es muss die Gelegenheit eingeräumt werden, dass aufgrund bestimmter Faktoren von einer geltenden Behandlungsleitlinie abgewichen oder sogar eine Behandlungsleitlinie abgelehnt werden muss. Die Behandlungsleitlinie gehört demnach in den Schritt der Hypothesenproduktion und der darauf folgenden Interpretation hinein.

Sechs Schritte des Clinical-Reasoning-Prozesses
- Herausbildung eines „pre-assessment-image"

- Prozess der „cue acquisition"

- Hypothesenproduktion

- „cue interpretation"

- Hypothesenevaluation

- Festlegung einer therapeutischen Diagnose[6]

Die 6 Schritte am Beispiel im Rettungsdienst und Intensivtransport

Schritt 1. "pre-assessment-image"

- Vorabinformationen durch Alarmierung über die Leitstelle, wie z.b.: unklare Bewusstseinsveränderung, Anamnese, Alter und Geschlecht und immer wichtig dabei die eigene Erfahrung

- Hier werden alle verfügbaren Informationen genutzt, um eine Arbeitsstrategie zu entwickeln, bevor der erste Patientenkontakt möglich ist.

- Die Arbeitsstrategie ist endscheidend für das weitere Vorgehen an der Einsatzstelle.

Schritt 2. „cue acquisition"

- Ab hier werden Schlüsselinformationen am Patienten und am Einsatzort gesammelt:

- Notfallsituation, Lebensgefahr, Familienstand und Angehörige, soziales Umfeld, Lebensumstände, Vorerkrankungen und körperliche Einschränkungen, Tagesablauf, die Psyche des Patienten etc.

Schritt 3. Hypothesenproduktion

- Alle Informationen werden zusammen betrachtet und in eine Hypothese (Verdachtsdiagnose) verarbeitet.

- Das Zutreffen der Hypothese ist abhängig von der präzisen Informationssammlung. Umso vollständiger die Information, desto genauer wird die Hypothese später anwendbar.

- Zu diesem Zeitpunkt sind auch mehrere Hypothesen möglich, z.B. bei einer unklaren Bewusstseinseintrübung: Blutzuckerentgleisung, Apoplex, SHT, EKG-Veränderung, Synkope usw..

- Aktuelle Behandlungsleitlinien einbeziehen!

---

[6] Burtchen, Irene, Prof. Dr., Clinical Reasoning I, Studienheft Nr. 047, Diploma Private Hochschulgesellschaft mbH, Bad Soden, 2. Auflage, 2010, Seite 14

Schritt 4. „cue interpretation"

- Jetzt werden die vorhandenen Informationen interpretiert und weitere Informationen hinzugefügt, wie z.b. erweiterte diagnostische Maßnahmen um Hypothesen (Verdachtsdiagnosen) zu bestärken oder auszuschließen.

- Falsifikationsprinzip: „Eine Falsifikation liegt vor, wenn zu einer wissenschaftlichen Aussage (Hypothese) ein widersprüchlicher Befund festgestellt wird, z.b. durch eine Hypothesenkonträre Beobachtung".[7]

- Ein Bsp.: ein Blutzuckermesswert von 120mg/dl kann kein Grund für eine Bewusstseinsveränderung sein und fällt als Möglichkeit aus der Hypothese raus.

Schritt 5. Hypothesenevaluation

- Nun muss aus den gebildeten Hypothesen die am besten Geeignetste herausgefunden werden. Es ist auch hier noch möglich, dass sich gegensätzliche Hypothesen wiedersprechen. Wenn nicht eindeutig eine Hypothese bestätigt werden kann, muss die für den Patienten am besten geeignete Hypothese herausgefunden werden.

- Ein Bsp.: Soll der Motoradhelm nach einem Unfall abgenommen werden oder nicht? Wenn der Patient unter dem Helm erbricht, stirbt er. Wenn ich der Halswirbelsäule einen Schaden zufüge, weil ich den Helm abgenommen habe, ist er vielleicht gelähmt. Was tun? Ohne Atmung kann der Patient nicht überleben, mit einer Wirbelschädigung wird er überleben; also entscheide ich mich für den Erhalt des Lebens und nehme den Helm ab.

Schritt 6. Festlegung einer therapeutischen Diagnose

- Hier wird die ausgewählte Hypothese gefestigt und dessen Entscheidung auf Grundlage der 6 Schritte und dem dazugehörigen Weg dargestellt.

- Hier ist es den nichtärztlichen notfallmedizinischen Kollegen erstmals möglich, von einer Leitlinie oder sogar von einem Algorithmus Abstand zu nehmen und im Sinne des Patienten eine alternative Therapie durchzuführen. Selbstverständlich ist die ausführliche Dokumentation bei dieser Maßnahme verpflichtend!

---

[7] Ramb, Bernd-Thomas, Prof. Dr., und Thommen, Jean-Paul, Prof. Dr., Gabler Wirtschaftslexikon, Gabler Verlag, Stichwort: Falsifikation, Aufruf: 05.04.2013, Online im Internet unter: http://wirtschaftslexikon.gabler.de/Archiv/6889/falsifikation-v7.html

Ist – Stand / heutiger Stand

Unter Betrachtung der verschiedenen Professionen kann man feststellen, dass das Multigrade Clinical Reasoning, wenn auch nicht bewusst, bereits Anwendung findet. Eine gemeinsame Zusammenarbeit der einzelnen Professionen wäre wünschenswert, dennoch ist es noch nicht der heutige Standard.

Leitlinien helfen den einzelnen Professionen, eine Patiententherapie einzuleiten und durchzuführen. Die Basis dieser Leitlinien sind Erfahrungen der einzelnen Professionen in Form von wissenschaftlichen Analysen wie z.b. vom European Resuscitation Council (ERC) oder die American Heart Association (AHA) veröffentlichten Reanimationsleitlinien.

Leitlinien als sogenannter roter Faden der Behandlung werden oft als starrer Therapie-Algorithmus missverstanden. Eine individuelle Therapie wird oft nicht in Betracht gezogen, wenn nicht sogar vernachlässigt.

Es kann gefährlich sein den Unterschied zwischen einer Leitlinie und einem Algorithmus nicht zu kennen. Wichtig dabei ist zu wissen wann und wie der Behandelnde von einer Vorgabe abweichen kann oder muss!

Ein Beispiel aus der präklinischen Notfallmedizin:

Eine ältere Dame stürzt zuhause über eine Teppichkante. Die betagte Dame wohnt nun schon seit fast einem Jahr allein, seit Ihr Ehemann verstarb. Ihre Kinder wohnen im Ausland. Die einzige Abwechslung neben TV und Kreuzworträtseln sind die wenigen Minuten beim Telefongespräch mit ihren Kindern in Übersee. Betreuung oder Pflegeunterstützung hat Sie noch nicht, da Sie bisher gut allein zurecht gekommen ist. In letzter Zeit jedoch fällt Ihr das Laufen immer schwerer.

Jetzt hat sie eine Platzwunde auf der Stirn, der örtl. Rettungsdienst fährt zu der Dame und stellt auch nur diese Verletzung fest. Die Dame ist ansprechbar, neurologisch nicht auffällig, der Blutdruck ist normal sowie der Puls normfrequent. Die Wunde wird abgedeckt und die Dame in das nächste Krankenhaus gebracht. An dieser Stelle lief ein Standard Operating Protokoll (SOP) ab:

Bewusstsein: vorhanden, vitale Gefährdung: ausgeschlossen, neurologisches Defizit: nicht erkennbar, Wunde: versorgt.

Im Krankenhaus erfolgt eine kurze Übergabe an das Krankenhauspersonal: Patientin in der eigenen Wohnung an einer Teppichkante gestürzt, keine vitale Gefährdung erkennbar, Platzwunde am Kopf.

Nun übernimmt das Krankenhaus, die Wunde ist abgedeckt, keine vitale Gefährdung. Triage heißt jetzt der nächste Schritt, das ist die Patientendringlichkeitseinschätzung aufgrund vorgefertigter Diagnosen. Kopfplatzwunde:

Farbe: Grün, Ergebnis: nicht dringlich.

Die Patientin wird nach der Standartuntersuchung (SOP): RR, Puls, BZ, Temperatur, in den Warteraum gesetzt. Ein paar Stunden später ist die Platzwunde versorgt. Die Patientin kann nun entlassen werden.

Nun steht sie in der Krankenhauseinfahrt. Wie kommt sie jetzt nach Hause? Sie geht in die Aufnahme und lässt sich ein Taxi rufen.

Finden Sie, das ist eine individuelle Behandlung eines Patienten? Sie konnten feststellen, dass geltende Leitlinien und Standard Operating Protokolle abgearbeitet wurden. Aber hat man dabei die Patientin beachtet oder die Ursache hinterfragt? Was schützt die Patientin, zuhause nicht wieder zu stürzen?

Die Zusammenarbeit zwischen den einzelnen Professionen kann viel verändern wie z.b. die Transparenz über die Ursache einer Situation und nicht nur eine isolierte Symptomatische Therapie des Patienten. Alle Beteiligten in einem Behandlungsverlauf müssen von der Ursache der Situation bis zur Entlassung des Patienten gemeinsam an diesem Ziel arbeiten. Dies führt zu einer verbesserten Therapie durch Einbeziehung der verschiedenen Fachprofessionen und damit zu einem optimierten individuellen Ergebnis.

Was wäre gewesen, wenn der Rettungsdienst das Krankenhauspersonal darauf hingewiesen hätte, dass die Frau allein ist und ohne Betreuung? Was wäre gewesen, wenn in der Klinik der Sozialdienst ein Gespräch zur Beratung und Unterstützung angeboten hätte? Was wäre gewesen, wenn die Beteiligten, egal ob Arzt oder Krankenpflegepersonal, sich für die Belange der Patientin Zeit genommen hätte? Das Ergebnis möchte ich Ihrer Fantasie überlassen...

Ein weiteres Beispiel aus dem Fachbereich Intensivtransport.

Folgender Patientenstatus:	Zustand nach Herzoperation
Patient:	Männlich, 84 Jahre
OP-Indikation: (primär)	Atriumruptur
OP-Indikation: (sekundär)	Bypass Indikation
Übernahme-Ort:	OP-Aufwachraum

Verlegungsgrund:	Kapazitäten sparen
Verlegungsziel:	Klinik B (Tochterfirma der Klinik A)
OP-Verlauf:	Komplikationslos

Verlegungen von Klinik A nach Klinik B, wie in diesem Beispiel dargestellt, werden im Alltag fast standardmäßig durchgeführt. Die Klinik B ist eine Tochterfirma von Klinik A. Hier wird hauptsächlich die Intensivstation mit den frischoperierten Patienten aus Klinik A belegt. Klinik A hat dadurch kurze Liegezeiten und dadurch eine höhere OP-Durchlaufkapazität. Hier steht leider der finanzielle Aspekt im Vordergrund.

Kommt es im Verlauf zu Komplikationen, muss der Patient von Klinik B als Notverlegung in die Klinik A zurück transportiert werden, um intervenieren zu können.

Auch hierbei handelt man leitliniengerecht. Der Patient wurde als Notfall aufgenommen. Die Klinik musste mit einer Notoperation intervenieren.

Behalten müssen Sie den Patienten im eigenen Haus nicht!

Nach der erfolgreichen Rettung des Patienten geht es nur noch um das Schaffen von Kapazitäten. Hierzu wird die Verantwortung des Patienten an einen Dritten übergeben. In diesem Fall an den Intensivtransport und schließlich an die Klinik B. Die Patientenversorgung wird laut SOP dabei nicht ununterbrochen.

Patientenzustand bei der Übergabe:
intubiert + beatmet:	SpO^2 = 92%, $pCO2$ = 68%
Kreislauf:	IAP = 82/60mm/Hg, P = 60bpm Femoral eingeschwemmter Pacer.
Zugänge:	3-Lumen-ZVK, Art.-Zugang, Femoralschleuse.
Perfusoren:	Narkose, Antikoagulatien
Saugdrainagen:	ohne Wasserschloss

ärztliche Übergabe:
Der Patient wurde nach einer Atriumruptur notoperiert, bei der zugleich eine Bypass-Operation durchgeführt wurde. Die Operation verlief komplikationslos.

Pflegeübergabe:
Der Patient ist relativ stabil und nicht vital gefährdet. Die Vitaloptimierung erfolgt in der aufnehmenden Intensivstation. Sedierung und Analgesie wurde aus Kostengründen pausiert.

Patientenunterlagen:
Während des Transports bemerken wir, dass der Patient eine Patientenverfügung besitzt, in der er ausdrücklich eine Bypass-Operation ablehnt!

„In Notfallsituationen, in denen der Wille des Patienten nicht bekannt ist und für die Ermittlung individueller Umstände keine Zeit bleibt, ist die medizinisch indizierte Behandlung einzuleiten, die im Zweifel auf die Erhaltung des Lebens gerichtet ist. Hier darf der Arzt davon ausgehen, dass es dem mutmaßlichen Willen des Patienten entspricht, den ärztlich indizierten Maßnahmen zu-zustimmen".[8]

Maßnahmen nach der Patientenübernahme:
> Beatmungsumstellung auf CPAP – Beatmung
> Blutdruckeinstellung durch Zuhilfenahme von Noradrenalin
> Sedierung und Analgesie
> Anschluss einer Drainage mit Wasserschloss
Zusammengefasst ergab sich folgende Problematik:
> Der Patient befand sich in einem postoperativen Zustand.
> Die Beatmung ist nicht angepasst worden.
> Der Blutdruck wurde nicht eingestellt.
> Die Sedierung und Analgesie wurde aus Kostengründen pausiert.
> Es herrschte Zeitdruck, das Aufwachraumbett frei zu bekommen, da der nächste Pat. bereits im OP wartete.
> Patientenverfügung wurde nicht beachtet aufgrund einer Notfallsituation.

Veränderungen
Behandlungsleitlinien gehören in die Qualitätssicherung und sollen mit dieser Arbeit nicht als ungeeignet dargestellt werden, ganz im Gegenteil. Behandlungsleitlinien müssen von allen Betreffenden und besonders mit den Bereichsschnittstellen diskutiert und entwickelt werden. Durch die gemeinsamen Erfahrungen werden diese Maßnahmen zum aussagekräftigen Werkzeug.

---

[8] Hoppe, Jörg-Dietrich, Prof. Dr., und Wiesing, Urban, Prof. Dr., Empfehlungen der Bundesärztekammer und der Zentralen Ethikkommission bei der Bundesärztekammer zum Umgang mit Vorsorgevollmacht und Patientenverfügung in der ärztlichen Praxis, Deutsches Ärzteblatt, Jg. 107, 2010, H. 18, A 877-A822, Seite A882.

Auswertung

Aus meiner Erfahrung gibt es hier einen großen Wiederspruch zwischen den geltenden Behandlungsleitlinien und einer angemessenen individuellen Versorgung von Notfallpatienten. Auch hier muss ich darauf verweisen, dass Leitlinien nicht als Behandlungsgesetze gesehen werden dürfen. Zukünftig geltenden Behandlungsleitlinien dürfen nicht nur in der eigenen Fachprofession und in eigenen Fachkongressen erarbeitet werden. Auch hier ist die interdisziplinäre Zusammenarbeit der Fachbereiche gefragt, um das Fundament einer transparenten und anwendbaren Leitlinie zu entwickeln.

Zusammenfassung der Arbeit:

In dieser Arbeit hatte ich die Möglichkeit darzulegen, dass der heutige geltende Standard der Behandlungsleitlinien oft missverstanden und als Arbeitsreihenfolge zum Einsatz kommt. Diese Verfahrensweise steht im Wiederspruch zur individuellen und ganzheitlichen Betrachtung des Patienten und dem individuellen Krankheitsskript. Durch Anwendung des Clinical Reasoning unter Einbindung der Behandlungsleitlinien in die Hypothesenproduktion ist es den Medizinalfachberufen erstmals möglich, unter Einbezug von wissenschaftlichen Argumenten die Behandlung ggf. gegen geltende Vorgaben von Leitlinien und SOP zum Wohl des Patienten abzuändern und besser geeignete Alternativen darzulegen.

Ergebnis

Die Erfahrung der einzelnen Professionen im Umgang mit den 6 Schritten des Clinical Reasoning ist demnach der erste Baustein zum Weg einer individuellen und flexiblen Behandlungsleitlinie.

Die Erfahrung mit dem Clinical Reasoning kann demnach langfristig zu einer verbesserten Leitlinien-Kultur in der Medizin führen.

Welcher Weg ist zur Beantwortung gewählt worden?

Im Vordergrund stand die Betrachtung verschiedener geltender Leitlinien im eigenen Erfahrungsbereich und die eigene Beurteilung der Umsetzung dieser Leitlinien im Kontext zu dessen Ergebnis in der Notfallmedizin, Rettungsstellen und Intensivstationen. Diese persönliche Erfahrung unter Einbeziehung des Clinical Reasoning zeigte mir, wie viele Aspekte der individuellen Versorgung der Patienten keine Berücksichtigung fanden. Unter Zuhilfenahme des Clinical Reasoning standen plötzlich individuelle neue Ansätze der Versorgung zur Verfügung.

Diese Situation gab mir die Möglichkeit, von Behandlungsleitlinien mit einer standhaften Argumentation abweichen zu können und dadurch mein Therapiespektrum zu erweitern.

Ein einfaches Beispiel:
Im Intensivtransport können laut Dienstvorschrift keine Angehörigen mitgenommen werden. Da aber der Patient nicht der deutschen noch der englischen Sprache mächtig war, konnte für das Patientenwohl mit der Begründung einer Dolmetscherfunktion ein individueller neuer Weg für den Patienten, dessen Angehörigen und für das Team getroffen werden. Dieses Argument war für den Arbeitgeber ein plausibler Grund für eine Ausnahmeregelung, die als neue Verfahrensanweisung eingebracht werden konnte.

Fazit:
Hiermit möchte ich Sie einladen, dass Clinical Reasoning im eigenen Bereich auszuprobieren und Ihre Erfahrungen, Anregungen und Kritik mit mir zu teilen.

Sprechen Sie über Ihre Erfahrungen aus Ihrem Arbeitsbereich und lassen Sie uns gemeinsam vom anderen Lernen und uns weiter entwickeln.

Ein großer Mangel ist, dass ich aus einem relativ engen Bereich der Medizin komme, sodass meine Erfahrungen mit dem Clinical Reasoning nur den Aspekt der Notfallmedizin und seiner Schnittstellen beurteilen können.

Das vermehrte bewusste Verantwortungsgefühl der verschiedenen Professionen sollte bereits in der Grundausbildung mehr vertieft und die Möglichkeiten des Clinical Reasoning einbezogen werden.

Die interdisziplinäre Zusammenarbeit könnte ganz neue Behandlungsstrategien zutage führen, sodass die Behandlungsleitlinien nicht mehr in den Vordergrund des therapeutischen Denkens und Handelns gestellt, sondern als roter Faden verstanden werden, der zum Gestalten des individuellen Krankheitsverstehens und dessen Therapie vorgesehen ist.

Literaturverzeichnis Printmedien

Burtchen, Irene, Prof. Dr., Clinical Reasoning I, Studienheft Nr. 047, Diploma Private
   Hochschulgesellschaft mbH, Bad Soden, 2. Auflage, 2010

Burtchen, Irene, Prof. Dr., Clinical Reasoning II, Studienheft Nr. 048, Diploma Private
   Hochschulgesellschaft mbH, Bad Soden, 2.Auflage, 2010

Feiler, Maria ,Klinisches Reasoning in der Ergotherapie, Überlegung und Strategien im
   therapeutischen Handeln, Heidelberg, 1.Auflage, 2003, Springer Verlag

Hoppe, Jörg-Dietrich, Prof. Dr., und Wiesing, Urban, Prof. Dr., Empfehlungen der
   Bundesärztekammer und der Zentralen Ethikkommission bei der
   Bundesärztekammer zum Umgang mit Vorsorgevollmacht und
   Patientenverfügung in der ärztlichen Praxis, Deutsches Ärzteblatt, Jg. 107,
   2010, H. 18, A 877-A822

Ollenschläger, Günter, Prof. Dr., Leitlinien und Evidenz-basierte Medizin in
   Deutschland, Zeitschrift Onkologie, Springer Verlag, 1999, H. 9/99, 826-829

Literaturverzeichnis Internetquellen

Dölken, Mechthild, Clinical Reasoning – Untersuchung und Behandeln als Prozess, Zusammenfassung, Zeitschrift: Manuelle Medizin, 2006, Springer Verlag, http://link.springer.com/article/10.1007/s00337-006-0424-6

Ramb, Bernd-Thomas, Prof. Dr., und Thommen, Jean-Paul, Prof. Dr., GablerWirtschaftslexikon, Gabler Verlag, Stichwort: Falsifikation, Aufruf: 05.04.2013, Online im Internet unter: http://wirtschaftslexikon.gabler.de/Archiv/6889/falsifikation-v7.html